ASSOCIATION FRANÇAISE

POUR

L'AVANCEMENT DES SCIENCES

Fusionnée avec

L'ASSOCIATION SCIENTIFIQUE DE FRANCE

(Fondée par Le Verrier en 1864)

CONGRÈS D'ORAN

1888

M. PAULY

Médecin principal de 1re classe en retraite, à Oran.

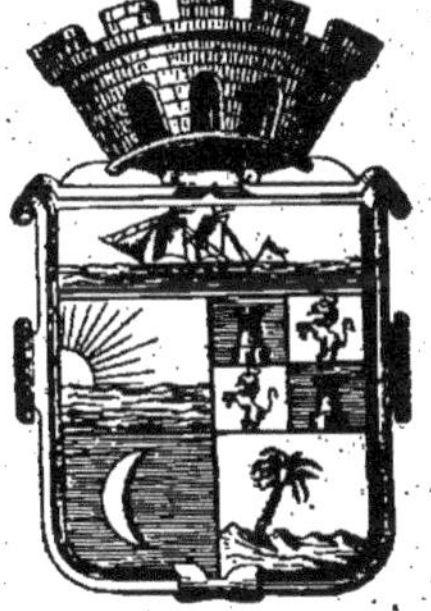

PARIS

AU SECRÉTARIAT DE L'ASSOCIATION

A l'Hôtel des Sociétés savantes

28, RUE SERPENTE, 28

ASSOCIATION FRANÇAISE
POUR L'AVANCEMENT DES SCIENCES

Fusionnée avec

L'ASSOCIATION SCIENTIFIQUE DE FRANCE

(Fondée par Le Verrier en 1864)

CONGRÈS D'ORAN. — 1888

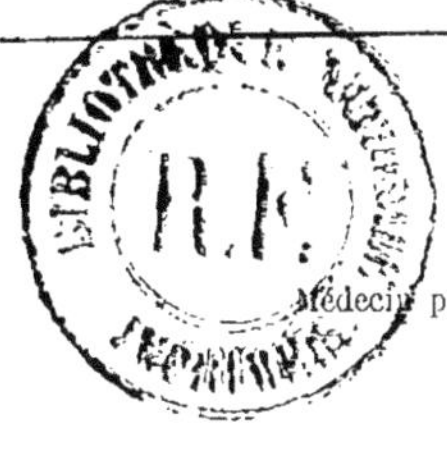

M. PAULY

Médecin principal de 1re classe en retraite,

DU CLIMAT D'ORAN ET DU LITTORAL ALGÉRIEN

— *Séance du 31 mars 1888* —

Oran, ainsi que tout le littoral algérien, appartient à la section des climats méditerranéens, climats dont le principal facteur est l'influence saharienne.

Les Pyrénées, les Alpes, les Balkans, le Taurus en Asie-Mineure et enfin le Caucase constituent la série transversale de hauteurs sur lesquelles les vents polaires, appelés vers le Midi par l'aspiration du Sahara, viennent déposer leur humidité en pluie ou en neige, marquant ainsi la limite de l'aspiration saharienne. (Grisebach : *Die Vegetation der Erde, Mittelmeer-Gebiet.)*

Ces climats méditerranéens se ressemblent tous par la présence des mêmes formes végétales : le myrte, l'olivier, l'oranger, le palmier même sur quelques points, ces dernières formes plus belles et surtout plus fréquentes sur le littoral africain. Ils se ressemblent encore par la beauté et la sérénité du ciel. Cette pureté lumineuse du ciel est le fait de l'aspiration du Sahara, qui attire vers le midi les courants aériens, en laissant s'évanouir et se perdre la vapeur d'eau qu'ils apportent. Sur le rivage de l'Algérie, ces caractères gracieux de la végétation et du ciel sont plus accentués, inutile d'y insister, que sur les rivages méditerranéens de la France et de l'Italie. Le littoral algérien a partout, de Nemours à la Calle, le même climat, oscillant, suivant les années, de 18° à 19° comme température annuelle moyenne.

Je ne m'étendrai pas ici sur les relevés de température : on trouvera, sous ce rapport, tout ce qu'on peut désirer dans les observations météorologiques du réseau africain, éditées chaque année chez Gauthier-Villars. Les chiffres du thermomètre, si on ne les commente pas, n'apprennent rien de bien net par eux-mêmes. Dire, par exemple, qu'à Oran et à Alger, le thermomètre en hiver descend le matin souvent presque à 0°, et que dans le milieu du jour, en été, il monte souvent à 35° et même bien audessus, ne suffit pas à vous donner une idée satisfaisante du climat oranais, à vous y faire vivre par la pensée. Ces extrêmes de température se retrouvent, en effet, dans les climats les plus divers.

Mais peut-être, comprendrez-vous mieux notre hiver, si je vous dis que souvent, après une nuit bien sereine, il m'est arrivé de trouver, sur des points exposés au rayonnement nocturne, une mince couche de glace sur le sol, glace très peu épaisse, il est vrai, et disparaissant d'ailleurs très vite aux rayons du soleil. Ce fait peut déjà vous faire admettre un certain froid l'hiver, dans ce pays si riche pourtant en lumière et en soleil. En effet, ce froid est réel, et il est bien supérieur au froid indiqué par le thermomètre. C'est un froid subjectif, pour ainsi dire, un froid perçu par l'être vivant, l'être humain surtout. Ce même froid paraît, d'ailleurs, insignifiant pour les végétaux à feuilles épaisses, à épiderme dense, oliviers, orangers, palmier, etc. Seules, les plantes à feuilles tendres et naissantes, comme les bourgeons de la vigne, en sont quelquefois sérieusement affectées.

Ce froid, d'ailleurs, est propre à toute l'Afrique. Dans le Sahara, au lever du soleil, on a souvent de — 4° à — 6° et cela, même dans des dépressions à température torride, à l'Oued Rir' par exemple (E. Reclus, *Afrique)*. Rohlfs, dans le Sahara égyptien, par 27° latitude nord, presque sous le tropique, a vu plusieurs fois le matin — 4°, à Farafrah ; il a même trouvé de la glace dans les caisses à eau en décembre 1873; décembre est pourtant moins froid que janvier. Livingstone a vu près du lac Nyassa des roches éclater au soleil par suite de la dilatation inégale des couches intérieures sous l'influence d'une chaleur excessive, et la nuit, malgré un grand feu voisin, malgré toutes ses couvertures, il avait peine à dormir sans se geler. Dans son livre sur le climat de l'Espagne, Cazenave dit qu'il fait plus froid à Madrid avec + 10° qu'à Paris avec + 4°.

Quelle est la cause de cette sensation de froid, si vive parfois le matin et le soir, de ce froid humide dont j'ai entendu souvent des étrangers, d'un esprit cultivé et capable d'analyse, des Suédois, des Polonais, des Anglais, etc., se plaindre avec étonnement ?

Cette cause est certainement dans l'état de l'atmosphère, dans la sérénité du ciel, causée par les vents habituels du nord, que Grisebach appelle alizés de l'été et dont les nuages se diluent et disparaissent en marchant vers le Sahara, courants du nord qui règnent tout l'été et dans presque toutes les belles journées de l'année. C'est cette sérénité du ciel qui fait que, la nuit partout, et le jour à l'ombre, on rayonne si vite sa chaleur propre. Cette cause de froid est accrue, en outre, par une autre influence coexistante: l'humidité des couches inférieures de l'atmosphère.

Nous pouvons donner maintenant la formule du climat algérien en général, mais surtout du climat du littoral. Ciel presque toujours radieux, lumière vive, soleil toujours chaud; mais le jour, à l'ombre, mais la nuit, froid assez vif, souvent désagréable et toujours humide.

D'où vient cette humidité constante? Évidemment de la mer. Tous les vents si fréquents du nord, du nord-ouest ou du nord-est, portent à la côte d'Afrique, et apportent tous une humidité très sensible, parce que la Méditerranée est une mer beaucoup plus chaude, à latitude égale, que l'Océan et qu'elle émet, par suite, beaucoup plus de vapeurs.

La Méditerranée, en effet, malgré son immense profondeur, offre, au-dessous de 200 à 250 mètres, une constance remarquable de température, elle reste à + 13° jusqu'au lit de la mer, quelle qu'en soit la profondeur. L'Océan, au contraire, est sillonné, en tous sens, par des courants froids d'origine polaire, dont la température descend à 2° ou 3° seulement. L'absence de marées, le relèvement du seuil de Gibraltar contribuent à cette uniformité de température. En été, les couches superficielles ont jusqu'à 23° (*voir* de Saint-Martin, *Dict. de Géogr.*, 34e fascicule). C'est donc un immense lac d'eau tiède que cette mer, bouleversée en outre, à chaque instant, par des agitations soudaines et violentes qui échauffent alors, à un point étonnant, les couches supérieures de ses eaux.

Le froid des hautes régions de l'atmosphère en Algérie doit certainement contribuer à refouler vers le bas l'humidité de l'air et, par suite, à augmenter la saturation des couches inférieures de l'atmosphère. Ce froid est, en effet, très vif en toute saison sur tous les points notablement élevés du pays, sur l'Atlas, l'Aurès, le Jurjura. L'humidité relative décroît, en même temps, très vite avec l'altitude du sol : comparez, par exemple, dans les publications annuelles du réseau météorologique africain, l'humidité des stations littorales, avec les chiffres de Méchéria, sur les hauts plateaux oranais, altitude 1140 mètres. Les zones élevées de l'atmosphère sont donc très pauvres en vapeur d'eau, vapeur dont Tyndall a fait ressortir le rôle bienfaisant pour les climats de l'Europe occidentale : amortir la chaleur du soleil pendant le jour, amortir le froid des nuits.

Un fait important va nous prouver cette pauvreté en vapeur d'eau des régions élevées de l'air dans le bassin méditerranéen : c'est la limite altitudinale des arbres sur diverses montagnes (Grisebach, *loc. cit.*). Sur le Canigou, les arbres ne dépassent pas en hauteur 2,414 mètres (*Pinus abies*). Sur l'Etna 2,014 mètres (*Pinus laricio*). Sur la Sierra-Nevada (Andalousie), 2,111 mètres (*Pinus sylvestris*).

En Algérie, la limite altitudinale n'est pas encore bien fixée, mais elle est inférieure certainement à 2,000 mètres. La végétation forestière, qui est intimement liée à la teneur de l'air en humidité, s'arrête donc très bas sur le bassin méditerranéen et très bas, surtout, sur la zone africaine de ce bassin.

L'humidité des couches inférieures de l'air est donc un des facteurs importants des climats littoraux de l'Algérie. On reconnaît son action à la facilité avec laquelle les objets de métal, de cuir, etc., se couvrent de rouille ou de moisissure, quand ils ne sont pas bien entretenus. Cette humidité est prouvée, d'ailleurs, par la fraction d'humidité relative pendant toute l'année. Cette fraction est presque toujours supérieure à 80 0/0, très souvent à 90 0/0. Les rares journées où souffle le siroco font seules exception.

L'élévation habituelle du point de rosée témoigne aussi dans le même sens. La rosée se dépose très souvent, en effet, dans les belles journées, par des températures supérieures à + 20°, l'après-midi, bien avant la nuit.

Pendant longtemps on ne recherchait sur le littoral algérien que les logements regardant la mer, c'est-à-dire le nord. Cette exposition faisait prime, on peut le dire, sur toutes les autres. On a longtemps vécu, en effet, dans ce pays, les yeux tournés vers la mer. C'était sur le littoral seulement qu'on trouvait autrefois un peu de confortable, des aliments meilleurs, des vins plus purs, et surtout les bateaux à vapeur qui ramenaient sans cesse, sur la terre de France, les victimes du climat. Cependant, cette exposition vis-à-vis la mer, heureuse pour une promenade, une place publique, ne vaut pas, à beaucoup près, l'exposition au midi pour un logement. C'est, en effet, dans les appartements exposés au vent de mer, que les effets d'une humidité permanente s'accentuent surtout, que les objets divers se rouillent et se détériorent le plus vite.

Nous pourrions facilement démontrer que l'intérieur du pays, dont les terres s'élèvent de plus en plus en allant au midi, a des avantages marqués sur le climat humide du littoral. L'air est plus sec, le ciel encore plus pur; seules quelques localités, mal situées dans certaines dépressions du sol, font exception à cette règle. Une salubrité remarquable est partout acquise aux climats secs, et cela est surtout vrai dans les pays chauds. La liste des explorateurs de l'Afrique intérieure n'est, pour ainsi dire, chacun le sait, qu'une liste de décès. Pourtant dans le Sahara, où l'air est toujours très sec, il n'y a pas de mort par maladie à relever sur cette liste funèbre. Tous les voyageurs qui ont péri dans le Sahara sont morts assassinés ou empoisonnés. Mais c'est bien réellement un pays sec. Dans le Sahara algérien, Duveyrier n'a trouvé que 21 à 26 0/0 d'humidité relative, ce qui est un vrai minimum. La rosée y est aussi très rare : seuls les froids vifs du matin peuvent en produire quelquefois un peu. Sur trois cent dix jours, Duveyrier n'a vu que quatorze fois un peu de rosée (les Touaregs).

Oscar Lenz, voyageur autrichien, dans sa traversée du Sahara en 1883, de Mogador à Tombouctou, dit n'avoir nullement souffert de la chaleur au mois de juin, et cela par des températures supérieures à + 35°. Seule, la dépression de Taoudeny, malsaine comme toutes les cuvettes dans lesquelles se trouvent beaucoup d'oasis et de ksours du Sahara, l'éprouva par sa chaleur débilitante. Ce ne fut qu'en descendant sur le Niger et, de là, au Sénégal, qu'il tomba sérieusement malade.

Nous trouverions facilement, en Europe même, des faits déposant dans le même sens. En Suisse, dans l'Engadine et les Grisons, on trouve des vallées d'une altitude moyenne de quinze cents mètres, surplombées, à droite et à gauche, par des montagnes colossales couvertes de glaciers. Dans ces vallées, l'air est toujours pur, mais d'octobre à avril il est si sec, qu'on y fait sécher à l'air libre les viandes qu'on veut conserver sans qu'elles se corrompent (*voir* Saint-Martin, 14e fascicule). Il est notoire maintenant, que pendant cette période de sécheresse, ces vallées sont le rendez-vous de très nombreux phtisiques qui vont y séjourner avec un grand bénéfice, la plupart du temps.

Sur les hauts plateaux de la province d'Oran, dans cette région qui a tant d'avenir comme pays d'élevage pour les moutons, nous constatons, sans peine, les bons effets d'un air qui est déjà presque saharien par sa sécheresse. Les renseignements que j'ai recueillis comme médecin-chef des hôpitaux militaires de la province me permettent de dire que cette zone est digne d'être utilisée dans beaucoup de cachexies palustres, d'anémies diverses et aussi dans la tuberculose, à la seule condition d'y apporter du bien-être matériel : ce que les chemins de fer permettront assurément de faire.

Les nomades des hauts plateaux, les Harrars, les Hamyans, etc., sont vigoureux, fortement musclés et doués d'une riche hématose. Leur teint bien coloré, quoique brûlé du soleil, contraste absolument avec le teint pâle, anémié, des indigènes du littoral. La phtisie a paru très rare toujours aux médecins d'El Aricha, en pleins hauts plateaux : elle n'a pu même m'être signalée. Les seules maladies observées sont les dysenteries et diarrhées sporadiques, à cause des eaux magnésiennes, des ophtalmies nombreuses et des syphilis de toute forme et de tout âge. On y a vu très souvent des fièvres rebelles apportées du Tell, s'arrêter spontanément sans médication après quelques accès.

Cette immunité habituelle des hauts plateaux à l'égard de l'endémie palustre fut évidente en mars, avril et mai 1870, dans la colonne conduite par le général Wimpffen contre les tribus marocaines, Beni-Guil et Douï-

Ménia. La colonne était remplie de fiévreux en proie à une fièvre intermittente rebelle, très tenace, avec cachexie rapide, contractée au poste très insalubre et nouvellement créé d'El Haçaïba, actuellement Magenta. Ces fièvres cessèrent complètement pendant toute la durée du séjour sur les hauts plateaux oranais et marocains. Mais quand les troupes, au retour, descendirent dans le Tell et quittèrent ces zones au climat sec et quasi-saharien, la fièvre reparut avec une violence désastreuse, surtout au 2e zouaves, au régiment étranger et au 63e de ligne, causant une masse d'entrées aux hôpitaux, de nombreux décès et nécessitant un très grand nombre de congés de convalescence. Deux mois plus tard, ces troupes partant pour combattre la Prusse laissèrent encore sur leur route, de Marseille à Strasbourg, de très nombreux malades.

Ces effets précieux d'un climat sec peuvent servir de transition à des faits différents, prouvant par l'inverse ce que nous venons d'établir.

Jacquot, dans ses mémoires sur l'endémie algérienne, raconte qu'en 1850 on mit quelques troupes au fort Santa-Cruz, au sommet d'un pic aigu, rocheux, surmontant d'un jet vertical, de quatre cents mètres de hauteur, la ville d'Oran et la mer. On ne supposait pas, eu égard à la fameuse théorie des marais, que la fièvre y fût possible. L'événement déjoua toutes les prévisions : sous l'influence de l'humidité excessive de cette cime, presque toujours couronnée par des brumes apportées de la mer, tous les hommes tombèrent malades en peu de temps, ils eurent tous des accès violents, et le poste dut être évacué.

A Oran, assis au bord de la mer, l'humidité est grande en tout temps, mais le quartier de la rue des Casernes et ses alentours est le point le plus humide; il est aussi plus fiévreux que le reste de la ville. Outre les communications dans ce sens que divers confrères m'ont faites, j'ai pu m'en assurer par moi-même, par le relevé des malades fournis par les casernes nombreuses de ce quartier, et cela pour une série de plus de vingt années. En outre, le relevé des décès militaires pour le choléra, la fièvre typhoïde, la dysenterie, les fièvres éruptives, le typhus, etc., accuse pour les casernes du train, du 2e chasseurs, de l'artillerie, placées toutes dans ce quartier, une proportion plus que double, à effectif égal, de celles des deux grandes casernes du Château-Neuf et de la Casbah, bien mieux situées. Cette humidité excessive de cette partie de la ville est due au golfe Sainte-Thérèse qui la limite au nord, et qui, évasé vers le large, lui apporte les brumes d'une vaste surface de la mer; aux brumes nocturnes, venant de l'intérieur, qui s'y rendent et s'y accumulent souvent, par suite de la déclivité du terrain, et enfin à la ceinture de hauteurs qui encerclent ce quartier et en font un cul-de-sac dominé de partout, sauf vers la mer.

La Calère, autre quartier d'Oran très éprouvé par les épidémies, est habitée, il est vrai, par une population pauvre, mais sa situation de cible exposée au vent de mer, et les hauteurs qui la surplombent immédiatement en arrière y accumulent les effets de l'humidité à un haut degré.

Pour compléter notre étude du climat algérien, je n'ai plus que quelques mots à dire de l'été, ce qui précède s'appliquant surtout aux trois autres saisons. Du 15 juin au 15 septembre, les chaleurs sont très fortes et continuelles. La forte proportion d'humidité de l'air, les brumes, épaisses même, que la mer, très agitée par les brises diurnes et surchauffée, jette sur le rivage, donnent lieu à un climat spécial, bien plus pénible sur le littoral que dans l'intérieur. Ces brises, très vives dans la journée, sont des brises solaires : elles s'unissent à l'alizé permanent du nord, pour le rendre encore plus chargé de vapeurs. La nuit, elles cessent presque toujours et font place à des calmes souvent excessifs. Ces calmes de l'air causent de l'insomnie aux personnes nerveuses et les obligent souvent à dormir les croisées ouvertes, ou même quelquefois sur des terrasses bien exposées à la moindre brise. Dans les zones élevées de l'intérieur du pays, l'air est bien plus sec, et beaucoup moins débilitant : il s'abaisse aussi comme température de plusieurs degrés chaque nuit. De plus, une légère brise venant des hauts plateaux et même du Sahara apporte, presque chaque nuit, la fraîcheur vive et pénétrante inhérente au ciel africain, quand le soleil est couché, et l'agitation de l'air qui facilite le sommeil. En somme, l'été, pénible sur le littoral, est une saison délicieuse malgré la grande chaleur du jour, dans cette zone où se trouvent Tlemcen, Saïda, Tiaret, Teniet-el-Haad, Médéa, Sétif, etc.

Nous ne pouvons achever cette étude sans parler de la végétation qui donne partout la vraie caractéristique d'un climat. La vigne, l'olivier, le mandarinier, l'oranger, le bananier, le coton et même la canne à sucre, voilà les produits qu'on peut demander au littoral et à plusieurs des plaines de l'intérieur. Le coton, et même la canne à sucre, produits de premier ordre pour la richesse d'un pays, viendront ici avec facilité dans toutes les plaines irrigables, le jour où on pourra leur donner assez d'eau d'arrosage. La canne à sucre vient aux États-Unis jusque dans le Tennessée où les froids de l'hiver sont plus rigoureux qu'en Algérie, mais où les pluies d'été font prospérer cette graminée géante.

Les États-Unis d'Amérique, dont on vante tant les progrès en agriculture, ne sont pas habités par des cultivateurs plus courageux et plus habiles que nos colons algériens. Mais en Amérique, le ciel travaille pour le colon et lui fournit *gratis* et en abondance l'eau nécessaire, et le jour où elle est nécessaire. Tandis qu'en Algérie, les pluies sont limitées presque exclusivement, à la période hivernale, d'octobre à avril, aux États-Unis, c'est surtout en été qu'elles tombent. En Géorgie, la pluie annuelle est de 1197^{mm} (le double environ de l'Algérie, au moins dans l'ouest) dont l'été fournit lui seul les 43 0/0; en Floride, 1409mm, l'été seul, 51 0/0; en Louisiane, 1302mm (1536mm de la Nouvelle-Orléans), l'été seul, 34 0/0; Caroline du Sud, 1219mm, été seul, 39 0/0 : voilà pour les régions à sucre et à coton. Il en est de même pour toutes les céréales, blé, avoine, orge, maïs : ce sont encore les pluies de l'été qui décident de la récolte. Dans le Kansas, où il tombe 770mm, la part de l'été est de 40 0/0; dans le Missouri, 960mm, été seul 43 0/0; Nébraska, 711mm, été seul 40 0/0. Ces chiffres que j'emprunte à Wojeikof (*Die atmosphärische Circulation*, Gotha, Justus Perthes, 1874) sont bien significatifs; ils font toucher du doigt jusqu'à quel point, le jeu des forces naturelles s'exerce au profit du colon américain. Cela devient encore plus évident si nous demandons à Wojeikof le mois de l'année où il pleut le plus. C'est en mai et même déjà en avril pour les États les plus au sud, où la récolte est précoce; en juin et même en juillet pour les États du nord, de telle façon que les plus fortes pluies ont lieu au moment où la graminée, encore verte, canne à sucre, maïs, froment, forme sa tige et son épis, où la croissance est suractivée, et où les tiges ont besoin pour leur solidité de recevoir de la silice en quantité suffisante, silice dont la dissolution exige des masses d'eau.

En Algérie nous n'avons pas, il s'en faut, ce régime des pluies d'été; mais le jour où nous aurons construit des barrages collecteurs assez solides pour résister aux grandes crues de l'hiver, nous pourrons donner de l'eau aux cultures les plus exigeantes, et le coton, par exemple, qui vient à Naples, en Macédoine, en Roumélie, au Turkestan, pays où l'hiver est bien plus rigoureux qu'en Algérie, pourra être cultivé partout avec grand succès.

Nous ne pousserons pas plus loin cette étude comparée du climat algérien. Malgré ses imperfections, il peut prendre place parmi les plus beaux climats : nul doute qu'il ne conquière plus tard une place éminente parmi ceux où les valétudinaires vont hiverner. Sa grande richesse en lumière et en chaleur ne saurait rester inutilisée à ce point de vue. Sans doute il faut adapter sa manière de vivre, de se vêtir, à ce climat particulier; nourriture et vêtements ont ici leurs règles bien connues, et que l'obligation où je suis de me limiter m'empêche seule de développer. Mais ce qu'il faut recommander par-dessus tout aux nouveaux venus, c'est la vie corporellement active, la vie en plein air. La vie de bureau n'est pas ici, bien moins encore qu'en France, l'idéal à poursuivre. Il y a ici des catégories nombreuses de gens qui se portent aussi bien et souvent mieux qu'en France : ce sont les cultivateurs un peu aisés, les propriétaires qui font valoir leurs terres et se déplacent très souvent de leurs fermes aux marchés voisins, à la ville, où ils écoulent leurs produits. Ces gens vivent dehors, et quand on les rencontre sur le littoral, à Oran, à Alger, on remarque leur teint frais et coloré, leur air de vigueur et de santé.

Le besoin de se mouvoir, de voyager, est ici instinctif et universel. On se déplace plus facilement qu'en France, et, sous ce rapport, il y a de l'*américanisme* dans nos habitudes algériennes. Chacun de nous, pendant un long séjour en Algérie, a vu, bien des fois, un état de malaise, de fièvre erratique, se dissiper par un voyage de peu de jours, les forces, l'appétit et le sommeil revenir vite. La permanence du beau temps permet en toutes saisons ces excursions bienfaisantes qui neutralisent vite les effets du climat. Nous devons suppléer ici, par la vie au grand air, à ces grands courants de l'Océan, aux vents généraux d'ouest, qui soufflent sur l'Europe et surtout sur la France et l'Angleterre, et qui, d'après Maury (*Géogr. phys. de la mer*), soufflent deux jours sur trois en moyenne. Ces vents d'ouest apportent avec eux une richesse supérieure en ozone et sont de puissants stimulants des forces digestives et de l'hématose : ce qui est en rapport, en effet, avec la force et le teint des races anglaises et françaises. Ces vents généraux d'ouest sont aussi très salubres : M. Mique (*Semaine médicale*, 1884) a vu à l'observatoire de Montsouris que, lorsque ces vents soufflaient avec force, venant du large par conséquent, la richesse de l'air, en microbes de toutes sortes, diminuait très sensiblement.

Rien n'est plus facile, en Algérie, que de se mouvoir librement en toute saison, grâce à la permanence des beaux jours. Une vie mouvementée et bien comprise comme régime alimentaire, sous un ciel presque toujours pur, et sur une terre où l'hiver répand des fleurs sur tous les gazons, donne largement à tous l'équivalent de ce que l'atmosphère ne leur fournit pas en stimulants des forces nutritives.

Ces conditions favorables sont encore bien plus accentuées en s'éloignant de la côte. Quand les progrès de la colonisation permettront d'attaquer sérieusement, par la culture, les régions du Tell qui se rattachent au hauts plateaux, au-dessus de Tlemcen, à Daya, Saïda, Tiaret, Teniet-el-Haad, etc., le cultivateur se trouvera alors établi dans le plus beau et le meilleur climat de l'Algérie. Là, il trouvera un air beaucoup plus sec, un ciel encore plus beau que sur le littoral, une brise plus vivifiante, car elle est moins chargée d'humidité, des eaux fraîches et aussi bonnes que les meilleures eaux de France.

Nous pouvons terminer cette esquisse rapide du climat algérien, en signalant notre France africaine comme un pays éminemment habitable et propre au peuplement : sous ce rapport, comme sous beaucoup d'autres, son avenir commence seulement à bien se révéler et à être compris : c'est une terre féconde où le colon, pourvu d'une aisance modeste, se portera aussi bien et même souvent mieux que n'importe où : où il trouvera une vie plus large et plus attrayante que la vie en Europe.

Quant aux valétudinaires, aux malades à poitrine suspecte, ou même atteinte au premier degré, le pays leur convient aussi ; mais seulement s'ils peuvent y mener la vie au grand air, la vie de touristes. Qu'ils viennent ici passer l'hiver, avec un bon logement, bien exposé au midi et alors, ils pourront se promener dehors presque chaque jour, au soleil, voir autour d'eux le printemps algérien qui commence dès le mois d'octobre, susciter chaque jour des plantes et des fleurs nouvelles. Cela les charmera, et ils pourront nous quitter au mois de juin, emportant les meilleures impressions de leur séjour en Algérie. Mais il ne faut pas envoyer ici, comme je l'ai vu faire bien souvent, des tuberculeux obligés de travailler dans un atelier, dans un bureau, de subir les conditions précaires d'une dépendance quelconque : généralement, ils ne gagneront rien, ils perdront même souvent à ce changement de climat.

Qu'on ne s'étonne pas de me voir insister sur les bons effets d'une vie bien mouvementée en Algérie : ces bons effets ne sauraient être trop vantés. Ces conditions d'agitation physique, je parle ici surtout de la marche, de l'équitation et des voyages, peuvent donner des résultats inespérés, et je pourrais citer ici des cas où le mouvement, actif ou même passif, prolongé, a arrêté des processus morbides graves et rapides, des attaques de choléra, par exemple. Mais, en se limitant à la tuberculose, nous ne saurions trop recommander, à propos de la vie mouvementée au grand air, la dernière communication de Brown-Séquard à l'Institut. Il inocule deux séries de cobayes avec des produits tuberculeux, il en garde une enfermée et laisse l'autre vivre et se mouvoir à l'air libre. Dans le premier cas, les cobayes meurent tous promptement tuberculeux, dans le deuxième, ils survivent et guérissent.

DU RÉVEIL ET DU RÉTABLISSEMENT DE L'HÉMATOSE PAR DES PROCÉDÉS MÉCANIQUES AU DÉBUT DE LA PÉRIODE ASPHYXIQUE ET CYANIQUE DU CHOLÉRA

— *Séance du 2 avril 1888* —

Je me propose de dire quelques mots sur un moyen de traitement, applicable aux premières périodes du choléra, que j'ai vu fonctionner devant moi, dans nos camps du Maroc, en octobre 1859, et que j'ai eu l'occasion d'appliquer bien des fois, et dans l'immense majorité des cas avec succès. Nous subîmes à cette époque un choléra d'une intensité tout à fait exceptionnelle : du 14 au 27 octobre, nous perdîmes plus de trois mille hommes sur un effectif de seize mille environ, et les décès qui eurent lieu à la même époque, et dans les semaines qui suivirent le 27 octobre, dans nos hôpitaux et ambulances d'évacuation, permettent de dire que nous avons perdu, par le fait de cette épidémie, plus de quatre mille hommes. (Laveran, *Dict. encycl.*, article Choléra).

Les causes d'une pareille mortalité sont sans doute multiples ; je n'ai pas la prétention de les avoir toutes saisies ; mais j'en indiquerai très brièvement quelques unes, dont l'action sur le corps d'armée du Maroc m'a paru incontestable.

1° Une constitution médicale épidémique cholérique régnant alors sur quelques points du midi de l'Espagne et sur le Maroc, où elle a frappé sur le corps d'armée espagnol opérant, à cette même époque, dans le nord du Maroc ; divers faits que je signalerais volontiers, si l'espace ne m'était pas mesuré, ont prouvé aussi que, sous une forme atténuée, cette constitution épidémique cholérique s'est propagée dans l'ouest de l'Algérie jusqu'à Oran.

2° Pour la plus nombreuse partie du corps d'armée, un séjour de plusieurs semaines, sans bouger, du 25 août au 10 octobre 1859, dans une localité où la malaria sévit tous les ans avec violence, dans la plaine de Ras-el-Mouïla, entre Maghnia et Ouchda : pour les autres corps arrivés plus tard sur le terrain de la lutte, un surmenage physique énorme ; ces troupes venaient, en effet, d'être distraites de l'armée d'Italie, après Solférino et le traité de Villafranca; elles étaient restées longtemps entassées sur des vapeurs qui les transportèrent dans l'est de l'Algérie, puis à Oran, d'où elles se rendirent à pied, à l'époque des plus grandes chaleurs, à notre camp du Kyss, après avoir subi bien des fatigues et des privations.

3° Comme troisième cause prédisposante incontestable, je signalerai enfin la saison, la fin de l'été et les premiers jours d'automne, août, septembre et octobre. C'est une vérité bien connue que, dans les pays à malaria, les expéditions militaires en automne offrent des chances très aléatoires au point de vue des épidémies ; qu'il est partout dangereux dans cette saison, et surtout dans les pays chauds, de camper plus de quelques jours sur le même point.

Ces vérités sont bien connues ; mais on les oublie souvent et d'ailleurs les événements, dont on n'est pas maître, obligent quelquefois à faire ces expéditions d'automne dans les pays chauds. C'est alors qu'il faut, au moins, changer souvent de localités pour camper, et bien choisir le point où l'on campera.

Une autre condition bien impérieuse dans ces expéditions d'automne, c'est d'augmenter dans toute la mesure du possible le bien-être matériel de la troupe, de lui assurer des distributions suffisantes de soupe, de viande, de vin, eau-de-vie et café, précautions importantes mais le plus souvent très mal exécutées, ou pour mieux dire, souvent absolument négligées. Si j'avais la place suffisante, je pourrais facilement, après l'expédition du Maroc, où tout cela nous manqua, citer les expéditions bien plus récentes de la Tunisie et du sud oranais, dans l'été de 1881, comme exemples des funestes conséquences des privations de toute sorte, imposées à notre nouvelle armée, entièrement composée de tout jeunes gens, dont les besoins physiques sont bien plus grands que ceux de notre armée de 1859 où l'on comptait tant de rengagés et de vieux soldats.

Le choléra débuta le 14 octobre, au moins comme épidémie avérée. Il est juste de faire remarquer ici que des diarrhées très nombreuses, dont plusieurs avec refroidissement sensible, et quelques accès algides suivis de décès, avaient déjà signalé, au camp de Ras-el-Mouïla, le cours du mois de septembre et les premiers jours d'octobre ; la constitution médicale s'aggravait visiblement et manifestait incontestablement une tendance vers le choléra.

Quoi qu'il en soit, le 14 octobre 1859, plusieurs cas se produisirent simultanément et le nombre des cas nouveaux augmenta les jours suivants dans une progression très rapide.

Deux ou trois jours après le début, je fus frappé de voir dans notre camp du Kyss, dans le terrain du 88e, les hommes promener leurs camarades qui commençaient à se cholériser, quand les forces leur manquaient pour se promener tout seuls. On contraignait ainsi, au début de l'attaque cholérique, les malades à marcher le plus longtemps possible, soit livrés à eux-mêmes, soit en les soutenant, et pour cela deux hommes suffisaient à la tâche de promener d'autorité le malade en le prenant chacun par un bras.

Les bons résultats de cette déambulation étaient bientôt visibles, la plupart du temps : tel, qui vacillait sur ses jambes au début et qui laissait tomber sa tête sur sa poitrine se relevait peu à peu et reprenait une allure de plus en plus animée ; les vertiges, les crampes se dissipaient, et la face perdait sa pâleur cyanosée, pour reprendre une coloration rosée

Qui avait institué cette méthode ? Il m'a paru qu'elle était née d'un instinct des soldats eux-mêmes ; quelques guérisons rapides les avaient confirmés dans cette manière d'agir que les officiers du 88e et mon excellent camarade, le Dr Bonaccorsi, appuyaient de leurs encouragements. Des cas de guérison semblables avaient été vus en Crimée. Le commandant de place à Belley, en 1884, m'a raconté avoir échappé, en 1854, à une attaque des plus violentes de choléra, en marchant la nuit pendant plusieurs heures sur le plateau de Balaclava en Crimée.

Mais la conviction nécessaire dans l'application de cette méthode, de la marche prolongée, faisait un peu défaut aux malades et à leurs aides. Le malade d'abord ne s'y prêtait pas toujours volontiers, surtout s'il était déjà beaucoup prostré : il lui semblait que ce n'était pas assez sérieux et que ces mouvements imposés et difficiles à exécuter au début, ressemblaient un peu à une mauvaise plaisanterie ; ajoutez à cela la répugnance profonde des neuf dixièmes des hommes à se mettre en contact si intime et si prolongé avec un cholérique.

J'eus bientôt l'occasion d'appliquer cette méthode dans les meilleures conditions de bonne exécution. Le 19 octobre, vers minuit, rentrant dans ma tente que je partageais avec un de mes aides-majors, je trouvai celui-ci couché, se plaignant de grand malaise, de vertiges, de nausées et de crampes dans les jambes. Je venais d'assister aux derniers moments du colonel Laffont, chef du génie de la colonne, qui venait de succomber après un choléra très rapide, cinq ou six heures au plus : les cas à marche foudroyante se multipliaient dans le camp et tous les cas étaient sérieux. Mon nouveau malade était déjà un peu refroidi aux extrémités et le pouls était faible; je jugeai qu'il y avait urgence à arrêter de suite cette tendance asphyxique et ce refroidissement de mauvais augure, je le fis lever et après lui avoir fait avaler un verre de malaga, le seul cordial que je possédais, je le fis marcher à grands pas sur le terrain de l'ambulance, en lui donnant le bras ; sa marche d'abord très pénible, à cause de sa faiblesse et de ses vertiges, ne tarda pas à se raffermir sous l'influence du vent frais de la nuit (la nuit, l'air est toujours frais et même froid en Afrique), qui lui fouettait la figure ; les extrémités, les pieds, les mains, la figure se réchauffèrent rapidement, et bientôt je constatais que mon malade se reprenait à la vie avec vigueur; il redevenait gai et souriant, et une bonne moiteur se répandait sur le corps entier ; bref, après une heure d'une marche très animée, il était visible que tout danger avait disparu.

Le lendemain, deux faits très importants se produisirent dans les rangs élevés du corps d'armée du Maroc : tous deux très concluants en faveur du traitement du début de l'attaque cholérique par le mouvement prolongé. Le premier, un cas heureux encore, fut celui du commandant Beauprêtre, mort depuis, tué à l'ennemi, dans l'insurrection de 1864, à Stitten. Il était, comme presque tout le monde dans le camp, un peu indisposé, lorsque se déclarèrent les premiers symptômes positifs de l'invasion cholérique : crampes, diarrhée, vomissements.

Le commandant Beauprêtre était un homme d'une rare énergie, et d'une activité dévorante; au lieu de laisser se développer sur place une attaque dont l'issue funeste n'était que trop certaine, il se remue, se démène dans son camp et pendant qu'il arpentait le terrain devant sa tente à grands pas, fait seller son cheval, prend avec lui des cavaliers du goum et va d'une traite à Nemours dont nous étions à plus de soixante kilomètres. Parti du camp très mal en train, il arrive à Nemours bien dispos et absolument métamorphosé par la course qu'il venait de faire ; hâtons-nous de dire ici que, dès les premiers kilomètres, il était complètement hors de danger.

Le deuxième fait, que je tiens à signaler ici, est un cas suivi de décès, mais qui, je n'hésite pas à le dire, aurait eu l'issue la plus heureuse si le malade avait voulu imiter le commandant Beauprêtre.

Le même jour que celui-ci luttait contre l'invasion du choléra par une marche forcée à cheval, le général Thomas, commandant la subdivision de Tlemcen, et actuellement à la tête d'une brigade de la 1re division du corps expéditionnaire, tomba malade ; je fus appelé auprès de lui par le général Walsin d'Esterhazy, et je le trouvai affaissé sur une sorte de canapé, la langue blanche et saburrale, des nausées, des vomituritions et quelques vertiges ; en somme, un état qui, en temps ordinaire, eût été considéré comme un embarras gastro-intestinal, mais en temps de choléra épidémique et dans une localité aussi fortement touchée par l'épidémie que l'était notre camp du Kyss, une indisposition de ce genre ne saurait être négligée. Le général Thomas avait soif et buvait souvent un peu de limonade au citron ; sa figure, exprimant la fatigue et le découragement, avait néanmoins de bonnes couleurs, sa peau était naturelle, mais il était absolument abattu au moral ; il était comme échoué sur ce canapé et répugnait au moindre mouvement. Je cherchai à le rassurer, en lui affirmant que dans le corps d'armée nous étions des centaines, des milliers peut-être, aussi mal en train que lui, avec autant d'anorexie que lui, mais que, la plupart, nous faisions beaucoup de promenades et à tout propos : qu'il n'avait qu'à cesser absolument sa limonade, qu'il devait prendre seulement de temps en temps un peu de cognac ou de chartreuse par cuillerées à café, et se mettre de suite à se promener au grand air devant sa tente. J'ajoutai à ces conseils celui de faire seller son cheval et de partir, avec une petite escorte, se promener dans les montagnes voisines, dès que la marche lui aurait rendu l'énergie musculaire qui lui manquait. Malheureusement, le général Thomas était absolument démoralisé ; il avait eu à subir, la veille, un blâme des plus sévères du général en chef de notre corps expéditionnaire, le général de Martimprey, qui lui avait reproché de n'avoir pas étouffé dans l'œuf cette invasion de notre frontière, par les Marocains et les atermoiements qui avaient nécessité notre expédition et notre entrée au Maroc, pour aller châtier chez eux nos envahisseurs ; expédition dont on se promettait au début les plus heureux résultats pour la rectification de la frontière, mais que le choléra menaçait de changer en désastre.

Malgré mes instances réitérées et malgré la conviction que j'avais et que je m'efforçais de lui faire partager, que son malaise cesserait à la moindre tentative de marche prolongée, il ne put se résoudre à suivre mes conseils ; la période asphyxique et l'algidité ne tardèrent pas à se manifester et il mourut le même jour, six ou sept heures environ après ma visite du matin.

J'insiste sur ce fait, car il est plein d'enseignements ; comme médication proprement dite, il n'y en avait aucune à faire, car devant des cas si rapides, toutes font perdre un temps précieux. Une marche soutenue, dont la facilité et l'énergie augmentent d'ailleurs, de minute en minute, et avec cela tout au plus quelques gouttes de spiritueux, l'auraient sauvé infailliblement.

C'était en réalité, lorsque je le vis à ma première visite, un de ces cas qui guérissent toujours quand le malade surmonte sa tendance à rester couché.

Je pourrais multiplier ici ces exemples de cas heureux où le procédé de la marche prolongée a été employé avec succès. J'en ai observé plusieurs autres au Maroc dans notre expédition; à Tlemcen, en 1865 et 1867 et à Marseille : cas heureux dans lesquels les circonstances m'ont permis d'agir à mon gré sur les malades, c'est-à-dire de m'en faire obéir, ce qui n'est pas toujours facile, soit que le malade, soit que la famille ne veuille pas entrer dans ces vues avec une conviction suffisante, soit que les localités ne s'y prêtent pas.

Dans tous ces cas heureux, des invasions cholériques avec selles riziformes, crampes et cyanose ont été rapidement dissipées en une ou deux heures de marche soutenue à l'air libre, hors de la maison, quand on le peut; dans un jardin, sur une promenade, sur une route, et enfin quand on ne peut agir autrement, dans les appartements mêmes du malade dont on ouvre largement les croisées.

Il faut le plus souvent donner pendant quelque temps le bras au malade et c'est presque toujours le rôle d'un parent ou d'un ami et chercher à lui relever le moral, à le distraire surtout, en le faisant marcher.

Dans bien des cas, je me suis servi avec avantage d'un éventail pour rafraîchir la figure du malade, ou d'une serviette mouillée d'une eau fraîche pour lui pratiquer, tout en marchant, quelques rapides lotions sur la figure et la tête.

Il ne faut pas reculer, si la déambulation a lieu en plein air, la nuit, devant un peu de pluie. Il m'a semblé souvent que la fraîcheur piquante des gouttes d'une pluie légère ne produisait que de bons effets et paraissait même, comme par une sorte de procédé hydrothérapique, faciliter le réveil de l'hématose.

L'essence même de cette méthode, c'est le rétablissement de l'oxygénation du sang et des fonctions respiratoires ; de même qu'on agit sur un noyé, sur un asphyxié, par les mouvements, imposés au patient, de la respiration artificielle, de même, nous poursuivons par la marche et autant que possible, par l'exposition simultanée à un air frais et piquant, le rétablissement de la fonction respiratoire chez le cholérique, car chez lui, c'est le trouble profond de la respiration qui fait le danger de la période asphyxique et cyanique.

Dans la plupart des cas, dès les premiers pas du malade, la respiration prend de l'ampleur et le pouls de la fermeté ; la pâleur cyanique de la face s'efface et fait place aux couleurs de la santé : les yeux éteints et cerclés de noir se raniment et prennent de l'éclat. En un mot, l'oxygénation du sang arrive à se faire dans les capillaires de tous les organes et tous les dangers si graves de la période asphyxique sont conjurés.

Par le réveil et l'épanouissement de la fonction respiratoire, par l'oxygénation du sang suractivée par la marche, il est probable que le principe morbide, microbe ou ptomaïne qui enrayait d'une manière si grave les actions chimiques qui se passent normalement dans le sang et les tissus, il est probable, dis-je, que ce principe morbide est dompté et éliminé. Il semble que la cause intime de l'asphyxie qui va amener la mort est définitivement ou annihilée, ou détruite, par le rythme bienfaisant d'une marche soutenue.

Il n'y a rien de surprenant à ce que des procédés analogues à la marche forcée aient donné des résultats satisfaisants dans d'autres maladies infectieuses, et que les applications de cette méthode, qui est essentiellement l'exposition à l'air libre avec mouvements actifs ou passifs prolongés, n'aient pas été limitées au seul choléra épidémique.

Ranald Martin cite une de ces applications qui ne manque pas d'intérêt dans son savant ouvrage: *Influence of tropical climate*, p. 354, chap. *Gestation in open air*. Dans ce chapitre, Ranald Martin expose la pratique de Robert Jackson dans l'armée anglaise, de 1780 à 1810, en Amérique et en Hollande. Pour ce praticien éminent, c'est ainsi que Ranald Martin le qualifie, aucun traitement ne peut donner les résultats que donne dans les fièvres intermittentes et rémittentes rebelles compliquées d'anémie, dans les diarrhées et les dysenteries chroniques, le transport des malades *en plein air* sur des voitures découvertes. Il cite, à cet égard, les faits les plus concluants relevés dans divers mouvements de retraite opérés par les troupes anglaises, soit aux États-Unis, soit en Hollande en 1795, devant des troupes ennemies victorieuses. Dans plusieurs de ces mouvements de retraite prolongés pendant une ou plusieurs semaines, dans les conditions apparentes les plus mauvaises, des malades entassés sur des charrettes découvertes, supportant des pluies prolongées, le froid et la rosée des nuits, ont guéri contre toute attente.

Dans le jour et sous l'influence du soleil, Robert Jackson conseille d'abriter les malades placés sur des voitures découvertes, par quelques branches d'arbres garnies de feuillage, mais à l'ombre, ou la nuit, cette précaution est inutile, Robert Jackson ajoute qu'il ne s'agit pas ici de transporter les malades dans une voiture quelconque, fermée ou peu ouverte, mais bien de les placer tout à fait à découvert, à l'air libre et dans les conditions en apparence les plus éloignées de celles que paraît réclamer la faiblesse extrême de certains malades.

Le 19 juin 1871, le général Morin communiquait à l'Académie des Sciences une lettre du général l'Heriller contenant des faits très concluants en faveur de la thèse que nous soutenons ici, sur les puissants effets curatifs de la marche ou de la gestation à l'air libre dans les maladies infectieuses graves et dont voici le résumé :

Le général Félix Douay, poursuivant dans les montagnes d'Urnapam, au Mexique, les libéraux commandées par Uruaga, occupait chaque jour les bivouacs abandonnés quelques heures auparavant par les soldats de l'indépendance. Ceux-ci étaient décimés par le typhus. Des pluies torrentielles empêchant de camper en plein air, force était à nos troupes de se loger dans les réduits qu'ils trouvaient évacués. Un jour, un peloton de chasseurs d'Afrique occupa une masure que venait de quitter l'ennemi. Le lendemain, douze hommes de ce peloton avaient la fièvre, avec tous les signes de l'invasion typhique. Le médecin en chef du corps expéditionnaire, le docteur Houneau, craignant, à juste titre, de laisser en arrière, au milieu d'une population hostile, ces hommes qu'on aurait ainsi exposés à être massacrés, ou tout au moins à manquer des soins et de l'hygiène si nécessaires dans le typhus, se décida, malgré la gravité du cas, à emmener ces malades sur des cacolets. Au départ, ces malades paraissaient si gravement atteints qu'on s'attendait à les voir décéder le jour même, et cette crainte détermina l'aumônier qui suivait la colonne à ne pas les perdre de vue un instant. Au bout de quelques jours, les craintes du docteur Houneau étaient dissipées. Loin d'empirer, l'état des malades s'améliora chaque jour ; on n'en perdit aucun. En arrivant au bivouac, les hommes étaient placés sous de grandes tentes où ils respiraient à pleins poumons un air vif et pur.

En Crimée, dit le même général, en raison de l'énorme quantité de malades pris du typhus, on fut obligé d'en mettre sous les grandes tentes : celles-ci restaient ouvertes presque toujours pour le service ; la neige, la pluie, le froid y pénétraient : les hommes couchaient sur des nattes tout habillés. Malgré ces conditions, en apparence défectueuses, on a perdu beaucoup moins de malades dans les tentes ouvertes que dans les baraques en bois.

En résumé, nous pensons qu'on retirera les plus heureux effets de l'application de la marche à l'air libre dans la plupart des cas d'une épidémie de choléra; nous pensons aussi, que plus l'épidémie sera grave et plus les cas mortels seront à marche rapide, et plus il y aura lieu d'insister sur cette thérapeutique mécanique avant que les forces du malade aient été annihilées. C'est une manière de pratiquer la gymnastique respiratoire chez les malades dont l'hématose ne s'accomplit presque plus. C'est une méthode par laquelle on lutte pour rétablir l'oxygénation du sang par les mouvements musculaires spontanés ou provoqués, comme on cherche à le faire par les inhalations d'oxygène qui comptent quelques cas heureux à leur actif. Mais le procédé de la marche spontanée ou provoquée est toujours et partout applicable et ses résultats sont très prompts et très complets, puisque, en une heure ou deux, le plus souvent, tout danger est conjuré; tandis que pour les inhalations d'oxygène on a très rarement sous la main tout ce qu'il faut, et on doit les continuer très longtemps.

Les seuls cas de choléra auxquels on ne peut guère songer à appliquer le procédé de la marche forcée, sont les cas dans lesquels le choléra est survenu à la période ultime d'une maladie grave: j'ai vu plusieurs fois, en temps d'épidémie cholérique, dans les hôpitaux militaires d'Afrique, des typhoïdiques, des dysentériques, des phthisiques déjà à une période avancée de leur maladie se cholériser et mourir au bout de quelques heures; dans ces cas comme dans ceux qui surviennent dans les asiles de vieillards ou chez les aliénés, il n'y a pas à songer à appliquer le procédé de la marche. Mais dans ces cas, du moins, il faut encore conserver une part de la méthode que je préconise, celle qu'on peut appliquer partout. Il faut pratiquer l'aération la plus large de la chambre du malade, l'exposer à l'air le plus vif et le plus frais possible, lui frotter la figure, les mains avec des serviettes mouillées d'eau très fraîche, l'éventer fréquemment. En 1854, j'ai subi moi-même, dans la province d'Oran, une attaque de choléra d'une gravité excessive et je me rappelle très bien que tous mes vœux et mes désirs les plus vifs étaient ceux-ci: sentir sur mon visage un courant d'air aussi frais que possible et recevoir dans ma bouche quelques gouttes d'eau fraîche. En 1854, au Sig, on ne songeait pas encore à réclamer de la glace. C'est à peine, si, à cette époque, on en trouvait un peu à Oran en été. Quoi qu'il en soit, dans cette attaque de choléra, d'une violence excessive, je fus absolument dépourvu de soins médicaux, car j'étais le seul médecin de la localité; tout mon traitement se borna à des frictions très énergiques que me pratiquait très souvent un infirmier qui me gardait, et à une ventilation très active autour de moi. Cette dernière partie de mon traitement était demandée par mes instincts de malade purement et simplement; je n'avais pas eu encore le temps ni l'occasion de songer à une médication antiasphyxique proprement dite et de raisonner sur ce sujet.

Je peux trouver dans ma pratique personnelle des faits conduisant absolument aux mêmes conclusions que ceux signalés pages 16 et 17; en voici un qui ne manque pas d'intérêt.

Dans l'hiver de 1876 à 1877, en novembre, décembre et janvier, nous eûmes dans la garnison d'Oran, à la suite de l'arrivée des recrues, une forte épidémie de fièvres typhoïdes avec une grande mortalité. Indépendamment des mesures que je crus devoir proposer à l'autorité dirigeante pour disséminer les troupes, aérer les casernes, améliorer les ordinaires, etc., etc., je cherchai dans mes salles de l'hôpital d'Oran à varier mes médications pour arriver à une mortalité plus faible; mais, sur ce dernier point, je n'obtins pas de résultats appréciables et les typhoïdiques continuèrent à fournir de nombreux décès. Je résolus alors d'augmenter, dans toute la mesure du possible, la ventilation de mes salles. Celles-ci étaient pourtant déjà bien ventilées; à l'hôpital d'Oran, en effet, il est très facile de ventiler les salles et celles que j'occupais spécialement, les salles n° 5 et n° 9, sont parfaites sous le rapport de l'aération. Néanmoins, on y fermait, comme toujours, les fenêtres la nuit, en laissant tout au plus une fenêtre ouverte à chaque bout, mais avec les persiennes fermées. Je fis alors un grand pas de plus en avant et j'ordonnai de laisser toutes mes croisées ouvertes toute la nuit. Quand il y avait un peu de tempête, on fermait seulement les persiennes, laissant les vitres ouvertes, mais quand la nuit était calme, ce qui est très fréquent en Algérie, on ouvrait vitres et persiennes.

Les croisées n'étaient refermées que le matin pour le balayage ; dans le jour, on fermait les persiennes du côté du soleil pour ne pas être incommodé par le soleil et la chaleur et ne pas donner d'insolation aux malades. Chaque soir, j'avais le plaisir de constater qu'il faisait aussi frais dans mes salles que sur la place de la République, qui s'étend sous l'hôpital, au bord de la mer ; je pourrais même dire qu'il y faisait aussi froid, car, bien souvent, la température de la nuit se rapproche de zéro, l'hiver, en Algérie. Le résultat de cette mesure fut immédiat, la mortalité s'arrêta tout de suite ; tous les nouveaux cas eurent une issue heureuse.

IMPRIMERIE CENTRALE DES CHEMINS DE FER. — IMPRIMERIE CHAIX.
RUE BERGÈRE, 20, PARIS. — 23202-11-8.

ASSOCIATION FRANÇAISE

POUR L'AVANCEMENT DES SCIENCES

EXTRAIT DES STATUTS ET RÈGLEMENT

STATUTS

Art. 4. — L'Association se compose de membres fondateurs et de membre ordinaires; les uns et les autres sont admis, sur leur demande, par le Cons

Art. 6. — Sont membres fondateurs les personnes qui auront sous une époque quelconque, une ou plusieurs parts du capital social : ces pa sont de 500 francs.

Art. 7. — Tous les membres jouissent des mêmes droits. Toutef noms des membres fondateurs figurent perpétuellement en tête des lis alphabétiques, et les membres reçoivent gratuitement, pendant toute leur vi autant d'exemplaires des publications de l'Association qu'ils ont souscrit d parts du capital social.

RÈGLEMENT

Art. 1er. — Le taux de la cotisation annuelle des membres non fonda est fixé à 20 francs.

Art. 2. — Tout membre a le droit de racheter ses cotisations à venir e versant, une fois pour toutes, la somme de 200 francs. Il devient ainsi membr à vie.

Les membres ayant racheté leurs cotisations pourront devenir membre fondateurs en versant une somme complémentaire de 300 francs. Il ser loisible de racheter les cotisations par deux versements annuels consécutif de 100 francs.

La liste alphabétique des membres à vie est publiée en tête de chaqu volume, immédiatement après la liste des membres fondateurs.

Les souscriptions des membres fondateurs peuvent être versées en une seule fois ou en deux versements chacun de 250 francs.

Les souscriptions sont reçues :

Au Secrétariat, à l'Hôtel des Sociétés savantes, 28, rue Serpente, à Paris

PARIS. — IMPRIMERIE CHAIX. — 23204-12-8.

BIBLIOTHEQUE NATIONALE DE FRANCE
3 7531 03987556 3

www.ingramcontent.com/pod-product-compliance
Ingram Content Group UK Ltd.
Pitfield, Milton Keynes, MK11 3LW, UK
UKHW020224200726
13856UKWH00004B/1597

9 782011 766762